Beeren–Mix – Die Mischung bringt`s

(Be)wegung, (Er)nährung, (E)rlebnis, (N)atur

Jan Hanse

Nachmachen erwünscht.

Impressum

Hanse, Jan, Beeren-Mix Projektbuch, Verlag Lulu, 1. Auflage
120Stück, Magdeburg 2013.

Satz Desktop-Publishing
Druckerei/ Buchbinderei Lulu Frankreich Chez Fiscal Solutions
Sarl 23 rue du Clos d'Orleans 94 120 Fontenay sous Bois

Umschlagbild Gerda Beuchel

A5 Einband, Papier innen (Gewicht #60), S-W Druck, Klebebindung
Schriftart Gentium Basic 11

ISBN 978-1-291-33757-0
Lulu.com, jan.hanse@ymail.com

Inhaltsverzeichnis

Beeren-Mix ist ein Projekt, das in den Bereichen Bewegung, Ernährung und Erlebnisse in der Natur angesiedelt ist.

Das Projekt entstand zwischen April 2011 und September 2012 im Rahmen des Seminars Innovationsmanagement – Einstieg in die Arbeitswelt Sachsen-Anhalts, an der Otto-von-Guericke-Universität Magdeburg, unter Leitung von Herrn Dr. Detka.

Grundidee war und ist, das Bewegungs- und Essverhalten von Kindern und Jugendlichen zu analysieren, auf ein mögliches Fehlverhalten hinzuweisen und dieses durch das Projekt Beeren-Mix abzuschalten.

Erreichen wollen wir dies durch ein Projekt, das den Teilnehmern, vornehmlichen Kindern und Jugendlichen, näher bringt, woher unser Essen kommt, was man daraus machen kann und wie man es „richtig" entsorgt.

Für das Projekt wurde dieses Buch entwickelt, das neben Rezepten, Spielen auch Erläuterungen zum Projekt enthält.

Dabei wird auf das Konzept Lehren ohne Schrift und Sprache gesetzt. An Hand von Bildern, Symbolen und anderen optischen Zeichen soll das Projekt umgesetzt werden.

Die Zeichnungen haben die Illustratoren Gerda Beuchel und Johannes Koch gestaltet.

Erläuterungen zum Projekt

Modul 1
Aussaat, Anzucht und Anbau von Pflanzen, Zusammenspiel von Flora und Fauna
Modul 2
Vom Feld in den Supermarkt, die Handelskette zwischen Bauernhof und Einkaufsmarkt
Modul 3
Zubereitung von Speisen, Arbeitstitel Kochschule (Rezepte, Schnitttechniken, Anrichten von Gerichten)
Modul 4
Entsorgung von Resten, Mülltrennung, Wiederverwendung von vermeintlichen Abfallprodukten.
Modul 5
Kompostierung, nachhaltiges Gärtnern

Zusätzlich gibt es den Bereich Auswertung und Verbesserung.

Flankiert werden die Module des Projekts durch Bewegungs- und Ratespiele, die die Zeit überbrücken, in denen zum Beispiel ein Kuchen backt.

Weiterhin werden für das Projekt Angebote zum Erleben der Natur angeboten. Dabei sollen die Kinder nicht nur Fährten lesen lernen oder Sträucher, Blumen und Bäume bestimmen, sondern auch erleben, wie es früher war draußen unter freiem Himmel zurechtzukommen.

BeErEN-Mix - Die Mischung bringt`s

(Be)wegung

Kinderyoga

Alle „Viere" von sich strecken. Wie ein Krebs bewegen oder Brücken bauen. Den Körper biegen, wie ein Schlangenkind. Hier soll der eigene Körper im Mittelpunkt stehen und die Kinder sollen durch einfache Streck- und Dehnübungen lernen, wie der Körper funktioniert.

Parcours

In Zusammenarbeit mit einigen Sportlern soll eine Parcourstrecke erstellt werden. Die Kinder sollten klettern, kriechen, springen und hangeln. Der Spaß an der Bewegung soll gefördert werden und die eigenen körperlichen Grenzen erkannt und nach und nach erweitert werden. „Profis" sollen vormachen, was bei gutem Training später erreicht werden kann. So wird die Sportart, aber auch deren Gefahren erklärt und die Kinder können unter Anleitung eine neue Bewegungsart ausprobieren.

BeErEN-Mix - Die Mischung bringt`s

(Er)nährung

Alle Sinne essen mit

Der Obsthändler ist in der Stadt und hat Früchte und Gemüse von seinen Reisen mitgebracht. Nutzt alle Sinne um Früchte und Gemüse zu erkennen. Experten können ja mal versuchen herauszufinden was gerade gegessen wird und das nur am Geräusch.

Die Kinder sollen ein Gefühl dafür bekommen Essen nicht nur zu konsumieren, sondern sich Zeit zu nehmen.

Gesunde Ernährung bedeutet auch, bewusst ernähren. In diesem Angebot werden alle Sinne angeregt, Wissen über den eigenen Körper erweitert und Obst probiert, welches vielleicht vorher noch nicht gegessen wurde.

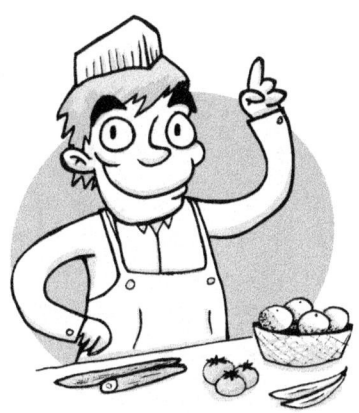

Augen verbinden

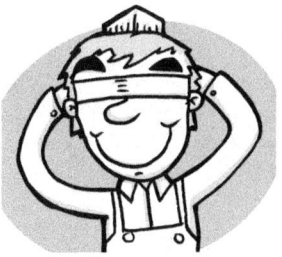

Kostprobe vorbereiten

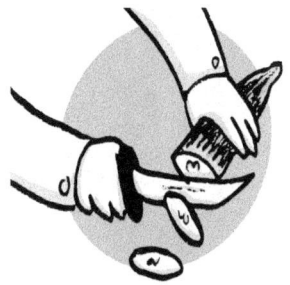

Schmecken, riechen

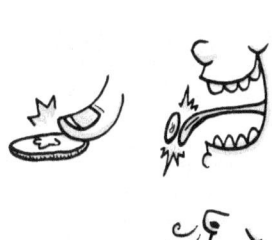

Was könnte es sein?

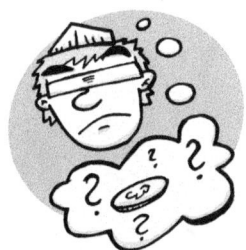

Erkannt

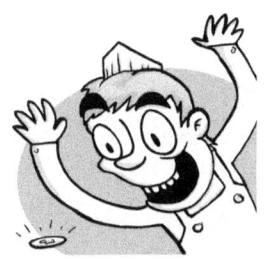

Ernten, mahlen, kneten, backen

Wie wird aus Getreide Brot?

Hierbei sollen die Kinder den Weg der Brotherstellung kennenlernen und selber backen.

Es besteht hier die Möglichkeit Getreide zu kaufen oder auf einem Bauernhof geerntetes Korn zu verwenden. Dies geschieht zum Beispiel im Herbst bei der Exkursion „Bauernhof wir kommen" oder „das Jahr im Bauernkalender"

Korn wird gemahlen und das Mehl zusammen mit anderen Zutaten vermengt. Anschließend kommt der Teig in Behälter und dann in den Ofen. Es kann aber auch über dem Lagerfeuer gebacken werden.

Das selbst hergestellte Brot kann dann mit anderen gesunden Nahrungsmitteln belegt und verzehrt werden.

Die Rübe, Sachsen-Anhalts Süßmacher

Es soll hier die Tradition des regionalen Gemüseanbaus am Beispiel der Zuckerrübe vermittelt werden. Geschichte und Biologie werden kindgerecht aufgearbeitet. Mit Rübensaft soll gesüßt werden.

Obstsalat mit Gemüse
Nachdem Obst und Gemüse durch riechen, schmecken, tasten und hören erkannt wurden, wird daraus ein gemischter Salat. Der Obsthändler hat von seinen Reisen viele unterschiedliche Zutaten mitgebracht.

Zutaten
0,5Ananas, 1Banane, 2Orangen, 3Clementinen, 2Nektarinen, 2Kiwi, 1Naschibirne, 2Pfirsiche, 10Erdbeeren, 3blaue Pflaumen, Weintrauben, 2Äpfel, 1Birne, 2Chicoree, 1Zitrone, 1Limette, 2EL Honig

Herstellung
Obst waschen, schälen und in mundgerechte Würfel schneiden. Anschließend den Chicorée fein in Streifen schneiden und unterheben. Mit Zitronen und Limettensaft abschmecken. Zum süßen 2EL Honig unterheben.

„Sosaties"

Die „Sosaties" haben ihren Ursprung in Südafrika. Übersetzt heißt das Gericht Regenbogenspieße, dies bezieht sich auf die vielen Menschen, die im südlichsten Land Afrikas leben. Das Land wird von vielen Menschen bewohnt, deren Vorfahren aus Asien, Europa und Afrika kamen. Viele Jahre durften die Menschen nicht gemeinsam leben und erst 1994 entstand die Regenbogennation, in der jeden leben kann, wo er möchte.

Die Zutaten für die Spieße kommen ursprünglich von anderen Kontinenten und zeigen wie bunt das Land ist.

Zubereitung „Sosaties" mit Aprikosen
Für die Marinade die Zwiebeln fein würfeln und in einer Pfanne mit dem Öl dünsten, bis sie glasig sind. Den gepressten Knoblauch und die restlichen Zutaten für die Marinade dazugeben. Alles aufkochen und bei geringer Hitze etwas eindicken und dann abkühlen lassen.
Das Lamm- und Schweinefleisch in Würfel zerteilen und über Nacht in der Marinade einlegen.
Die Aprikosen zwei Stunden in kaltem Wasser einweichen. Anschließend das Wasser abgießen und die Aprikosen mit Küchenpapier abtupfen.

Nun auf die Holzspieße abwechselnd nach Belieben Fleisch, Speckwürfeln, Zwiebeln und Aprikosen auffädeln. Die fertigen Spieße auf den Grill legen oder in der Pfanne braten.

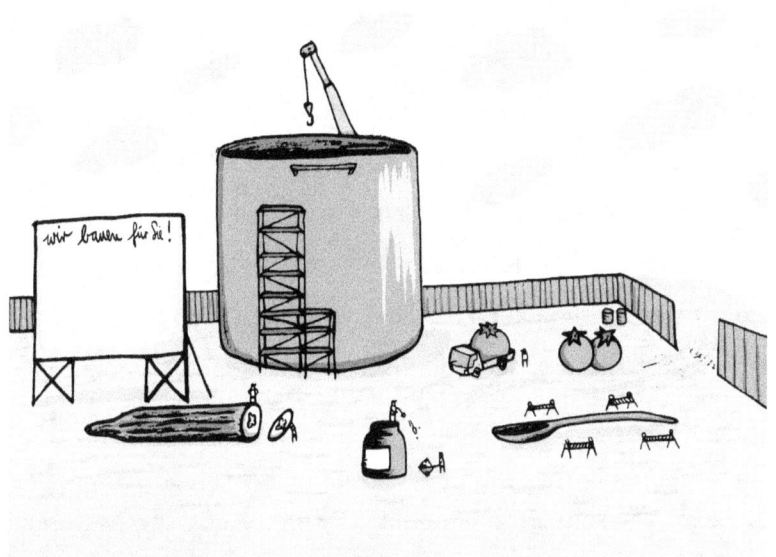

Je 500g Lamm/ Schweinefleisch, 200g heller Speck gewürfelt, 100g Aprikosen getrocknet, Marinade 50ml Wasser, 100ml Essig, 3Knoblauchzehen gepresst, 2EL Currypulver, 1TL Stärke, 4EL Aprikosenmarmelade, 1EL brauner Zucker, 1Prise Salz, 1Prise Pfeffer, 2Zwiebeln, 1EL Öl
10Holzspieße

Schiffchen gefüllt mit südamerikanischen Köstlichkeiten

Schiffe spielen für die Bevölkerung eine besondere Bedeutung, in Geschichten und Liedern über die alten Götter wird berichtet, dass diese nach dem Ende einer langen Reise mit Schiffen nach Südamerika zurückkehren würden. Nach ihrer Ankunft ginge es allen besser und die Bevölkerung würde für ihre Treue reich belohnt werden. Im Bauch der Schiffe würden Schätze gelagert, die weit aus kostbarer seien als Gold und Edelsteine.

Als Beute wird in diesem Rezept eine Paste aus Gemüse und Gewürzen angerichtet. Dazu werden Mais, Karotten oder anderes Gemüse in Topf oder Pfanne gedünstet, bis alles weich ist. Fertiges Gemüse zerstampfen.

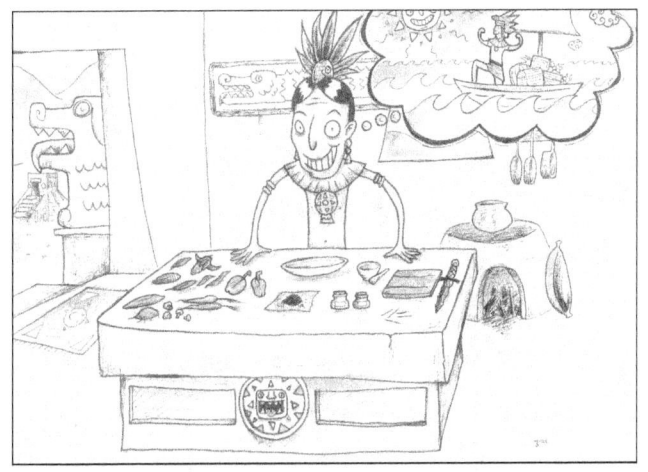

Gemüse schneiden

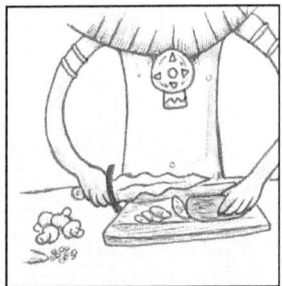

Im Wasserdampf dünsten

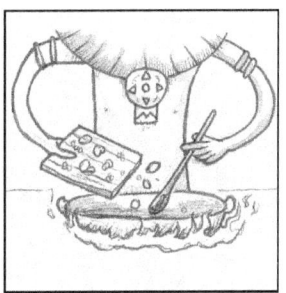

Masse zerstampfen

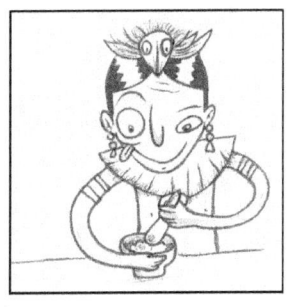

250gr Mais, 5Blätter, Gemüse nach Wunsch,
5 Zahnstocher, 10 dünne Gurkenscheiben

Mit Kräutern würzen und vermengen. Es kann aber auch frisches Gemüse in die Blätter eingewickelt werden. Anschließend die befüllten Päckchen in einer Pfanne anbraten. Die Schatzkisten auf einem großen Blatt platzieren und dieses mit einem Mast (Zahnstocher) und Segeln (dünne Gurkenscheiben) versehen. Nun kann die kulinarische Reise beginnen. Gegessen wird mit den Händen, wie in Südamerika.

Mit Kräutern würzen

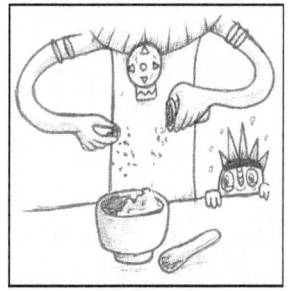

Brei in Blätter wickeln

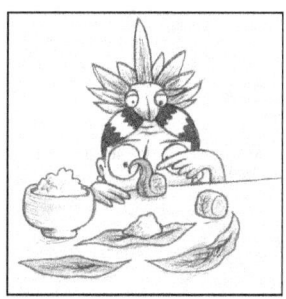

Päckchen anbraten

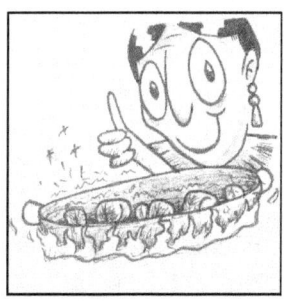

Mast hissen, in See stechen

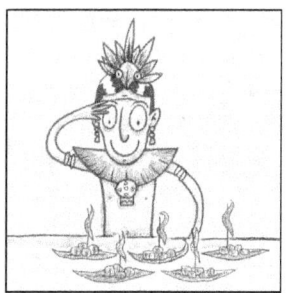

Gyrossuppe

Das Griechische Wort Gyros bedeutet Kreisel, Runde oder Drehspieß und bezieht sich auf die Zubereitung des Fleischs. Das Gericht muss von jeder Seite gegrillt werden. Um das Fleisch besser drehen zu können, wird es auf einen Spieß gesteckt.

Herstellung

Das Fleisch in Streifen schneiden und anschließend in einer tieferen Schale würzen und marinieren. Das Fleisch in Olivenöl scharf anbraten und wieder in die tiefere Schale geben. Wenn das Fleisch abgekühlt ist mit der süßen Sahne begießen. Alles über Nacht kalt stellen.

Am nächstenTag

Paprikaschoten putzen, waschen und in Streifen schneiden. Zwiebeln schälen, halbieren und in halbe Ringe schneiden. In einem größeren Topf Zwiebeln in Olivenöl glasig anschwitzen, Paprikastreifen dazugeben. Chilisoße und Zigeunersoße einrühren. Danach mit 3 Liter Gemüsebrühe auffüllen und kurz aufkochen. Anschließen das Fleisch zugeben und alles bei leichter Hitze köcheln lassen. Zum Schluss Schmelzkäse in kleinen Mengen zur Suppe zugeben. 30 Minuten bei mittlerer Hitze köcheln lassen. Danach mit Pfeffer, Salz u. Chili nach Bedarf würzen.

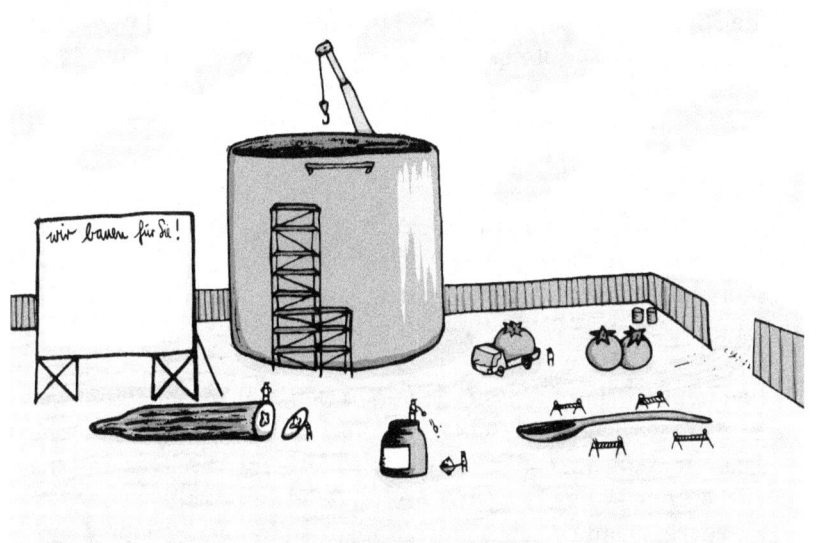

Zutaten
1,5Kg Fleisch, Paprikamix, 2Zwiebeln, 2Flaschen Zigeunersoße, 2Flaschen Chillisoße, 400gr. Schmelzkäse, 400ml süße Sahne, 3Ltr. Gemüsebrühe, Knoblauch (Pulver), Gewürze

Ukrainische Soljanka
Soljanka ist ein osteuropäisches Gericht. Früher hieß es Seljanka, weil es vom Wort „Sel`skij" auf deutsch ländlich oder Dorf abstammt und die Zutaten vom Feld des Dorfes kamen. Heute heißt die Suppe Soljanka, weil im 19. Jahrhundert Salz (Sol) verwendet wurde. Davor konnten sich nur sehr reiche Menschen Salz leisten, da es sehr selten war.

Herstellung
Jagdwurst, Schweinebraten, Gewürzgurken, Paprikaschoten in Streifen schneiden. Zwiebeln schälen, halbieren und in Scheiben schneiden Sauerkohl zerkleinern.

In einem mittleren Topf Zwiebeln in Olivenöl anschwitzen. Jagdwurst zugeben. Geschnittenen Schweinebraten hinzufügen. 2 Teelöffel scharfes/ 1 Teelöffel edelsüßes Paprikapulver und Tomatenmark vermengen. Anschließend Sauerkohl, Gewürzgurken, Letscho, Tomatenpaprika beimengen. Ketchup zugeben und das Ganze mit der Gemüsebrühe auffüllen. 2Lorbeerblätter und 8Pimentkörner zugeben und alles 1 Stunde leicht köcheln. Mit saurer Sahne und geschälter Zitronenscheibe servieren. Frische Brötchen oder Baguette dazu reichen.

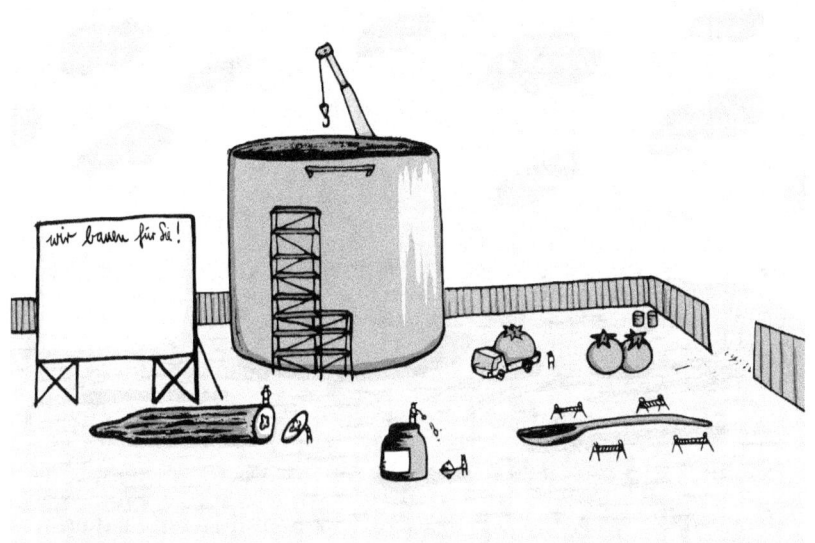

Zutaten
300gr. Kalter Schweinebraten, 300gr. Jagdwurst, 1 mittleres Glas
Gewürzgurken, 1Glas Letscho, 1Glas Tomatenpaprika 400 ml, 1Dose
Sauerkraut, 1Flasche Ketchup, 3Esslöffel Tomatenmark,
3Paprikaschoten, 6Zwiebeln, 3Ltr. Gemüsebrühe, Pfeffer, Paprika
edelsüß/ scharf, Chilipulver

Vollkornnudel-Puten-Gemüse-Pfanne

300gr. Putenbrust, 500gr. Nudeln, 150ml Olivenöl, 1 mittlere
Zwiebel, 1 mittlere Zucchini, 4 mittlere Karotten, Paprika, 1Bund
Lauchzwiebeln, Gewürze, Chilipulver, Paprikapulver, Petersilie,
Schnittlauch, Basilikum

Gemüse waschen und in Streifen schneiden. Nudeln kochen,
abschrecken. Gemüse im Wok in Olivenöl anbraten
Pute in der Pfanne anbraten, Zwiebelwürfel dazu geben und mit
Salz, Pfeffer würzen. Nudeln zum Gemüse geben, Pute
anschließend unterheben. Nachwürzen nach Geschmack mit
Chili, Salz, Pfeffer, Paprika. Kräuter hacken und Teller garnieren

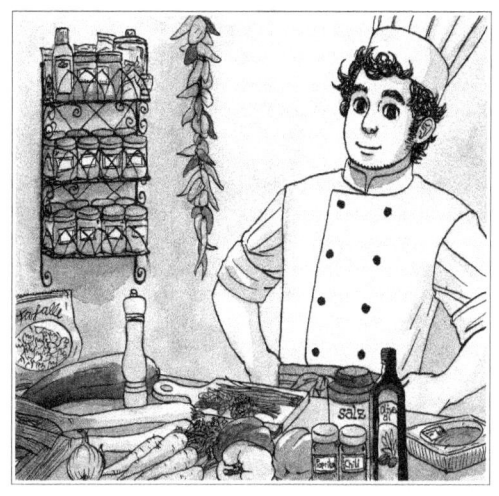

Gemüse schneiden

Gekochte Nudeln wässern

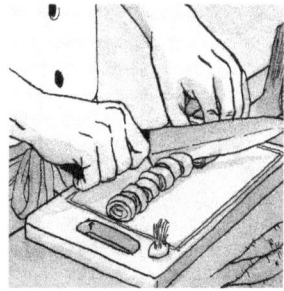

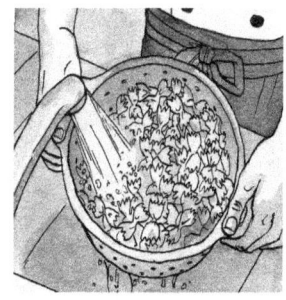

Putenwürfel anbraten

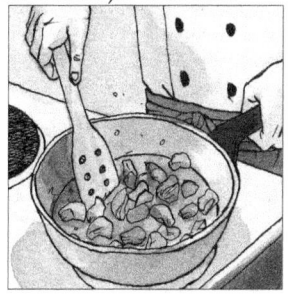

Beeren-Mix – Die Mischung bringt`s   *Winter 2012*

Zwiebeln anschwitzen

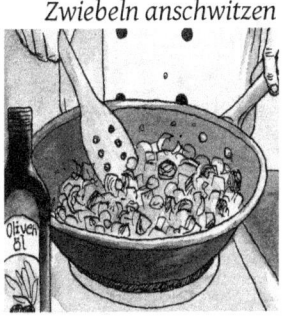

Gemüse anbraten

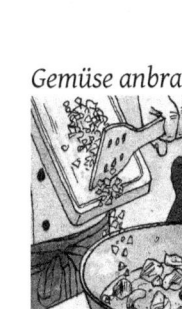

Alle Zutaten vermengen

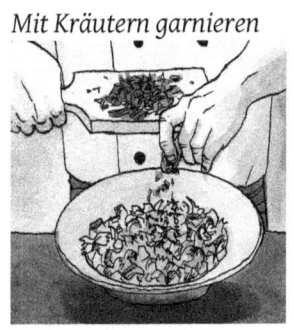

Mit Kräutern garnieren

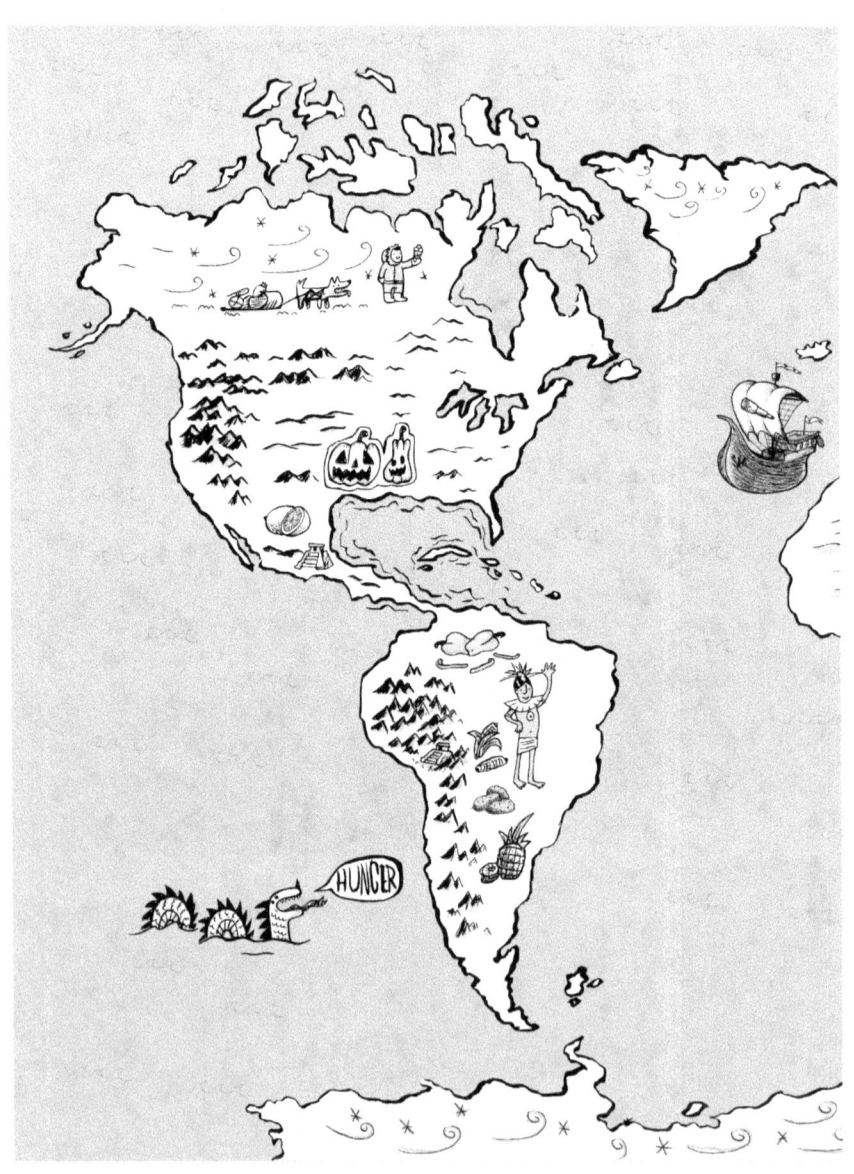

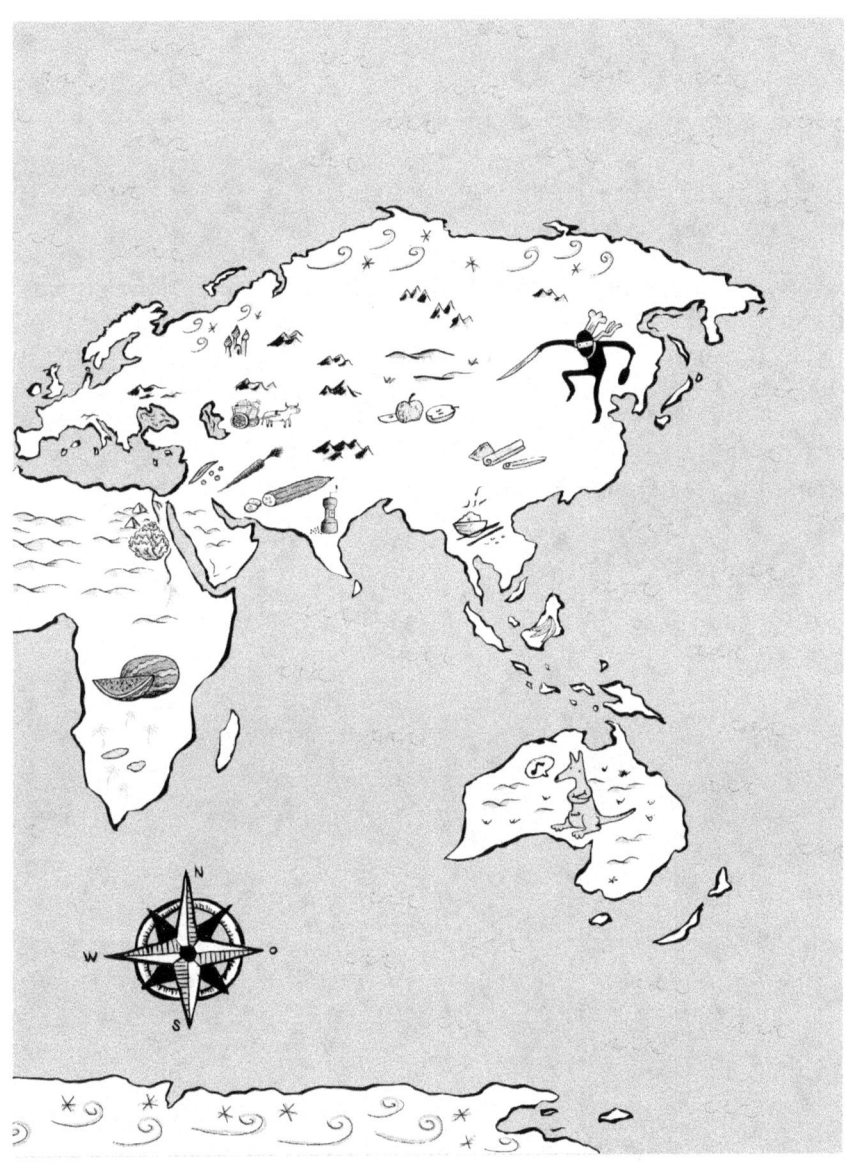

Beeren-Mix – Die Mischung bringt`s   *Winter 2012*

Weltkarte Obst und Gemüse

Überall auf der Erde gibt es Obst und Gemüse. Seefahrer, Händler und andere Fernfahrer brachten von ihren Reisen zu entfernten Orten neue Zutaten für die heimische Küche mit. Auf der Weltkarte sind Obst und Gemüse in ihrer ursprünglichen Heimat platziert.

Könnt ihr alle Sorten benennen?

Habt ihr in Geografie gut aufgepasst und wisst über die Länder und Ozeane Bescheid?

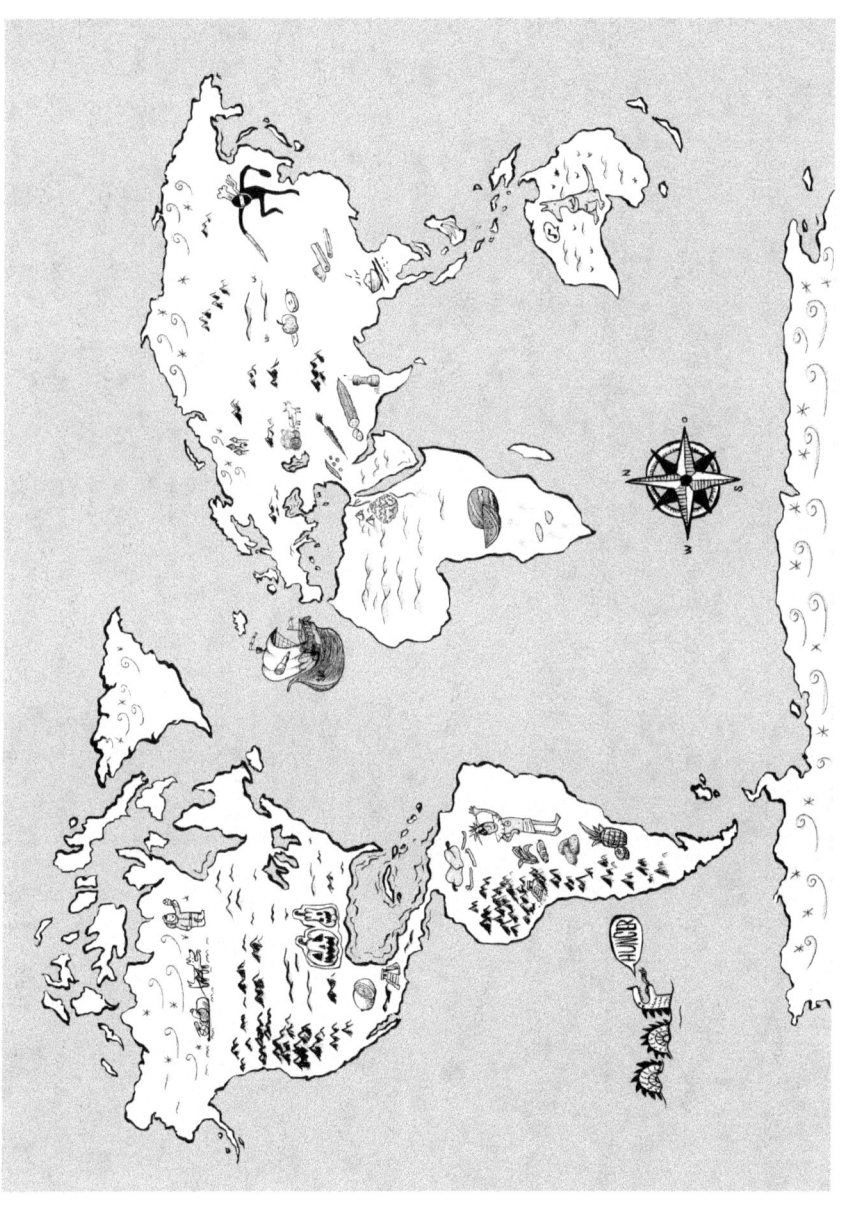

Beeren-Mix – Die Mischung bringt`s   *Winter 2012*

BeErEN-Mix – Die Mischung bringt`s

(N)aturerfahrung

Der Wald - Natur mit Kindern erleben

Kinder sollen lernen, dass auch in ihrer Umgebung die Natur eine Rolle spielt. Es soll der Wald durch Bilder und Erläuterungen erklärt und erkannt werden.

Welche Tiere und Pflanzen kennen die Kinder, was haben sie schon in der Natur gesehen?

Welche Pflanzen und Tiere gibt es in ihrer Umgebung?

Wie fühlen sich Blätter, Früchte und Rinde von Bäumen an, woran erkennt man welchen Strauch?

Die Experten machen Spiele mit den Kindern und bringen ihnen bei, wie man mit Pflanzen und Tieren umgehen muss, damit auch in Zukunft Kinder den Wald kennenlernen können.

Dazu stellen wir kleine Materialien zur Verfügung und sammeln gemeinsam mit den Kindern im Wald Früchte, Blätter und andere Bestandteile der Pflanzenwelt. Anschließend erklären die Experten, um was es sich handelt.

Kleine Bodenkunde

Steine, Kies, Kiesel, Sand, Beton, Holz und andere Untergrundmaterialien werden in kleinen Kartons zur Verfügung gestellt und auf einer Plane ausgebreitet. Die Kinder sollen mit verbundenen Augen die unterschiedlichen Böden erfühlen, dies geschieht mit Händen und Füßen. So sollen die Sinne geschärft werden, aber auch das eigene Körperbefinden.

Dieses Angebot kann bei schönem Wetter auch an der frischen Luft durchgeführt werden.

Beeren-Mix – Die Mischung bringt`s   *Winter 2012*

Nun sollen alle Projekthelfer kurz vorgestellt werden. die das Projekt seit seinem Beginn im Sommer 2011 unterstützt haben und auch weiterhin dem Projekt erhalten bleiben.

BeErEN-Mix – Die Mischung bringt`s
ein Kinder- und Jugend-Projekt in Magdeburg

BeErEN-Mix steht für Bewegung, gesunde Ernährung, Erlebnis und Natur.

Für die Entwicklung, Gestaltung, Umsetzung, Durchführung und Auswertung von Veranstaltungen im Projekt werden noch Mitstreiter/Innen gesucht.

Damit das Projekt ein Erfolg wird, werden noch Interessierte gesucht, die sich aktiv am Projekt beteiligen wollen.

Mehr Infos gibt es, wenn ihr euch bei mir meldet.

Jan.Hanse@ymail.com

Unterstützt wird das Projekt durch

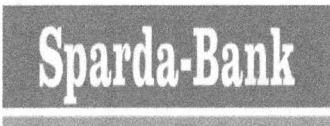

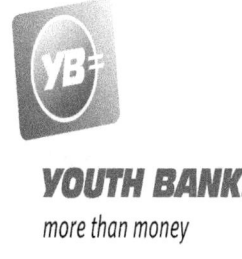

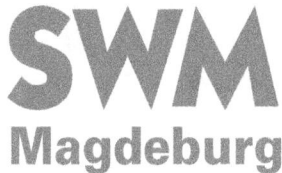

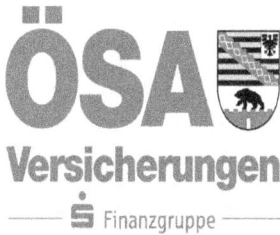

Frau Beuchel (Illustratorin)

Herrn Koch (Illustrator)

Frau Seth (Mitstreiterin)

Herr Röhler (Mitstreiter)

Herrn Dr. Detka (Betreuer)

Herrn Bloßfeld (Koch)

Kinder und Betreuer Mehrgenerationenhaus „Sternschnuppe"

Lutherstadt Eisleben